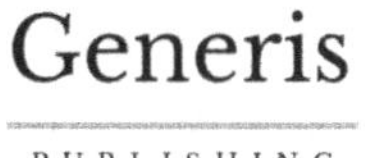

AF441000

La maléfique transcendance

Il n'y a pas de drogués heureux!

Vincent DENAYER

CIP a Camerei Naționale a Cărții

La maléfique transcendance : Il n'y a pas de drogués heureux! / Vincent Denayer. – Chişinău : Generis Publishing, 2020 (Print on demand). – 71 p. : tab.
ISBN 978-9975-154-29-1.
613.83 D 32

Cover image: Vincent DENAYER

Generis Publishing
Online orders: www.generis-publishing.com
Orders by email: info@generis-publishing.com

La danse macabre

"Le grand paradoxe de l'addiction, est de se sentir vivant dans

l'autodestruction"

Préface

L'usage des produits stupéfiants, est de tous les temps; lié aux mœurs des nations, et à l'évolution de leurs sociétés. Celle-ci changent; subissent des révolutions, et les voies de la maléfique transcendance aussi tortueuses que changeantes, se sont elles aussi transformées. Le but de ce qui suit est d'en dresser un état des lieux. Etat des lieux basé sur une triangulation incluant: l'individu, son milieu, et leur produit. Mais ce travail, dresse aussi un portrait sans concession des vainqueurs et des vaincus. Il jette un regard sur la complexité de la toxicomanie, et sur les politiques inhérentes au narcotrafic. Cet état des lieux offre un "matériel Historique"; mais bien qu'il soit un élément de contextualisation, il n'en constitue pas le sujet principal. Le but de cette démarche, est d'essayer tant bien que mal, de lever un coin du voile sur un phénomène de société, un monde obscur, qui est pourtant bien présent dans la banalité du quotidien, et qui témoigne d'un grand mal-être d'hommes, de femmes, et d'enfants malades d'une société aliénante, bien pensante, qui est le champ d'action de cette danse macabre.

Des laboratoires pharmaceutiques au bitume

Dans les années 1950, des publications traitant du lsd, éveillent un intérêt qui attire l'attention du grand public; qui portent les résultats des expérimentations, au-delà des milieux médicaux.lls font l'objet d'une médiatisation, qui présente ce produit comme un traitement miraculeux, avec l'automédication qui bat son plein, le lsd prend un essor que personne n'était en mesure d'imaginer.

Des notables, des artistes, et autres joyeux compères, vont prôner son usage comme si il était la clé ouvrant enfin les portes du paradis. Les merry pranksters, rassemblés autour de Ken Kesey, dont le célèbre roman fût adapté au cinéma, par Milos Forman: vol au-dessus d'un nid de coucou; car il s'agit bien de cela: "au pays des passereaux, tous les coucous sont les rois de l'hallucination"! Sillonnairent les états-unis à bord de bus chichement décorés. Les acid-test qui s'y pratiquaient, donnèrent naissance aux communautés psychédéliques.

L'amérique des années 1960, est traversée par une crise d'identité, son monde vacille, Fidel Castro vient faire basculer la certitude de domination de l'oncle Sam, l'Amérique va-t-en guerre veut en découdre avec les méchants rouges; de cette crise d'identité une contre culture naîtra.

Et la guerre la plus marquante, qui ait changé les mœurs, qui a fait se lever l'humanité d'un même élan pacifiste; la guerre coloniale liée à la toxicomanie actuelle, la guerre coloniale liée à la contreculture des années d'or; est celle qui a opposé les états- unis d'Amérique; au Vietnam.

A contrario de l'élite intellectuelle qui constituait le mouvement hippie, les gamins qui formaient le corp des marines envoyé au Vietnam; représentaient la classe sociale des exploités, des laissés pour compte du rêve américain. Le vent de révolte qui souffle sur le contingent américain; 10 longues années d'une guerre qui semblait interminable, s'est exprimée par un mouvement musical, et vestimentaire, qui était aux antipodes du glamour flower power.

La toxicomanie est différente, les produits sont différents; mais la fracture sociale est pourtant bien là. L'ère du paradis artificiel, l'ère du trip, fait peu à peu place à l'ère de la défonce. La guerre la plus médiatisée du 20ème siècle; la crise pétrolière de 1973, auront raison du pouvoir des fleurs. Les élites réfractaires des années 60, sont devenues les pontes des années 70 et 80. Leurs idéaux; ne sont qu'un lointain souvenir, mais leurs mœurs sont l'héritage culturel de leur passé; avec la trivialité, la toxicomanie, et des produits propres à leur classe sociale en prime.

A chacun son héritage culturel, et la classe des laissés pour compte elle aussi est tributaire de ses révoltes passées, de ses toxicomanies passées. A cela s'ajoute un contexte de misère, similaire aux grandes crises économiques. Mais il y a quelque chose de nouveau, de plus complexe. En quelques 20 années, la société occidentale s'était vue décolorée; et elle passa du rouge et du noir; au bleu, d'un brun douteux. De la fraternité passée, il ne restait que des cendres. Nôtre bon vieux monde des lendemains qui chantent, avait le vent de l'individualisme exacerbé en poupe. Le monstre de l'extrême droite revint comme une bête rampante, les inégalités sociales dont on croyait s'être débarrassé, revinrent au grand galop, comme resurgies d'un passé que tous croyaient oublié.

L'industrie du métal, les charbonnages, et les chantiers navals, ont jusqu'en 1996, souffert d'une longue et douloureuse agonie, et avec elle, sont apparus des cortèges de travailleurs, qui furent réduits à l'état; pour reprendre l'expression tant chérie des libéraux du prl, l'actuel mr: "d'handicapés sociaux"! Ainsi, de1968 où le nombre de chômeurs qui s'élevait à 102 730 personnes; et à l'année fatidique où les fleurons de notre économie ont complètement disparu, avec comme coup de grâce, la fermeture des forges de Tubize Clabecq; il était passé à 722 491 personnes ayant perdu leur emploi. Pour beaucoup, les portes de la défonce c'étaient avec leurs lots de misère, ouvertes sur leur vie.

Mais ce pourrait-il que maintenant, l'on voit renaître de ses cendres, le phénix de la fraternité? Et qu'avec les forces vives, la lumière se fasse sur une société de justice, où ces milieux de misère n'ont plus leur place?

"Je ne suis peut-être qu'un doux rêveur, mais j'aime à croire qu'un jour, cette danse macabre s'arrêtera là"!

Les clés du paradis

De l'héroïne

Guerre et drogue sont liées comme un couple maléfique, siégeant à la destinée de l'humanité; comme des belligérants assis à la table des faiseurs de paix. La morphine était la compagne de misère des soldats de la guerre de sécession, et du conflit franco- allemand de 1870. Ironie de l'histoire, elle fut créée afin de la substituer à l'opium brut. Au début du 20ème siècle, l'héroïne qui était alors utilisée comme un médicament contre divers maux; était devenue un véritable fléau. En 1925, les états-unis préconisèrent sa prohibition, et il fallut attendre 1931 pour la voir interdite de consommation.

On peut dire ce qu'on veut des sumériens, ils savaient y faire pour laisser des traces dans les mémoires; en sonnant le glas de la préhistoire; non contents d'inventer l'écriture, ils étaient aussi fins connaisseurs en matière de planer. Nos ancêtres les sumériens, baptisèrent le pavot: le papaver somniferum, la plante du bonheur.

Diacétylmorphinea de son vrai nom, l'héroïne est synthétisée pour la première fois en Angleterre, en 1874, à partir de la morphine. Puis, en 1898 en Allemagne; dans les laboratoires de l'entreprise pharmaceutique Bayer.

L'héroïne est obtenue par acétylation de la morphine qui, avec la codéine et la papaverine, constituent le principal alcaloïde du pavot, duquel on obtient l'opium brut.

De cette matière d'aspect caoutchouteux, à l'héroïne; il n'y a que quelques pas aisément franchis à grands renforts de chaux vive; pour en obtenir la morphétate de calcium. 3 trois petits coups de siphons plus tard, les mains experles des alchimistes de la mort, déversent du chlorure d'ammonium, pour convertir la morphétate de calcium en morphine base. Celle-ci est ensuite traitée à l'anhydride acétique, afin d'en obtenir l'héroïne base. Je passe les détails, mais de celle-ci au produit consommable, d'autres substances chimiques y sont ajoutées, comme l'acide chloridrique.

A ce stade elle est brune, et n'est en principe destinée qu'à être fumée. De la no 1, à la blacktar, l'héroïne se décline sous toutes ses formes.

La no 3 est brune, consommée en Asie du sud; elle est destinée à être essentiellement fumée.

La no 4 est blanche grisâtre, du fait que le raffinage est poussé plus avant.

Les nol et 2 sont désignées comme telles, parcqu'elles correspondent à de stades intermédiaires de fabrication.

La blacktar, l'héroïne la moins achevée de toutes, est produite au Mexique et est exportée aux Etats-unis. Elle est d'aspect noire et sa qualité médiocre est due au fait que les paysans qui cultivent le pavot, n'ont qu'une connaissance approximative de la production d'héroïne.

A court terme, elle provoque des problèmes gastro-intestinaux; une baisse des rythme cardiaque, des problèmes respiratoire, une myosis et de l'hypothermie. A moyen terme, une baisse de l'appétit, de la constipation, des insomnies. Et Sur le long terme, il se développe une forte dépendance physique et psychique; Une accoutumance aux opiacés, des troubles de l'humeur, de l'anxiété, des problèmes dentaires et cutanés.

Le papaver somniferum, est une plante parasite qui s'adapte à tous les sols. Elle peut être cultivée dans tous les coins du monde. Pourtant supprimée par les talibans, l'Afghanistan en est devenu le premier producteur, ainsi, En 2012, la surface consacrée à la culture du pavot d'opium, était estimée à plus où moins 250 000 hectares.

De la cocaïne

La coke est un psychostimulant, qui se présente sous la forme d'une fine poudre cristalline. Elle provoque une euphorie quasi immédiate, un sentiment de toute toute-puissance physique et intellectuelle, et une indifférence à la douleur. La coke peut provoquer des accidents cardiaques, des troubles psychiques et des délires paranoïde. Elle lève toutes inhibitions.

De 250 kilogrammes de feuilles de coca, on obtient 1 kilogramme de pâte base.

Du haschisch

Hypothèse ou pas; le haschisch est aussi assassin que son origine étymologique: "hashishiyyn"! Assassin disaient les persans;à l'Aube de ce qui allait devenir l'une des campagnes de colonisation du monde arabe par le monde occidental, et qui creuserait un éternel ravin entre ceux-ci: les croisades; naquit, à l'ombre du pouvoir sunnite, une communauté chiite: les nizârites, communément appelés les haschischiyyn ou heyssessini dont les membres, qui commettaient des meurtres; avaient levé toutes inhibitions du fait de leur consommation de chanvre.

Comme les voyages forment la jeunesse, le terme; après de nombreuses pérégrinations est arrivé jusqu'à nous. Mais vraie ou pas, puisque la théorie fit l'objet, par maints auteurs et biographes, d'incessantes remises en cause. La communauté nizârite ismélienne qui avait une lecture ésotérique du Coran, se basant sur la sourate 57: "Al-hadid" le fer"; et son 3ème verset qui exprime la mystique omniscience du divin: "c'est lui le premier et le dernier l'apparent et le caché et il est l'omniscient"! Et dont l'idéologie se basait sur la promotion de la paix par l'exaltation du libre arbitre. Qui ne cadre pas avec le caractère belliqueux des heyssessini, les segnors de montagna. Dont la mystique tenait dans leur abnégation et leur acharnement, à devenir depuis leur plus tendre enfance de parfaites machines à tuer et dont la vie n'avait de sens que d'atteindre à tous prix leur cible.

Le haschisch n'en est pas moins assassin. A la fin du 18ème siècle, les scientifiques qui accompagnaient Napoléon dans son aventure égyptienne, poussèrent la curiosité de savoir à quelle fins ils pourraient en faire usage. C'est la soldatesque napoléonienne qui leur apportèrent la réponse, car pour oublier les affres de la guerre;

grands buveurs et bons fumeurs; les soldats s'adonnèrent allègrement à la consommation du chanvre; si bien que le petit Corse décrétera sa prohibition en 1798. Il fut utilisé en psychiatrie par le docteur Moreau de Tour; l'auteur de: du haschisch et de l'aliénation mentale. Qui s'exprimait ainsi dans son œuvre, en introduction au chapitre thérapeutique: si l'on se rappelle les détails dans lesquels nous sommes entrés relativement au genre d'influence qu'exerce l'extrait de chanvre indien, sur les fonctionnement cérébraux, nous auront lieu de nous étonner qu'une substance aussi énergique, qui est en usage depuis des siècles dans les pays orientaux soit restée à peu près inconnue en Europe, et que l'on n'ait pas songé à en tirer parti pour la thérapeutique. Combien de substances mériteraient moins que celle-ci d'être placée dans les immenses collectons qui encombrent les arsenaux pharmacologiques. Quels que soient les effets du haschisch, n'est-il pas évident que du moins, il devrait être pour ainsi dire sous la main des gens de l'art qui pourraient dans une foule de cas, et je n'en doute pas, au grand avantage de la science, utiliser la puissante action de ce médicament.

Utilisé comme psychotrope, il était associé à du potassium et ingéré par les patients.Le haschisch comme toutes les drogues, va déborder de son cadre thérapeutique.

Tous les stupéfiants, tous ces produits qui désocialisent, qui plongent les consommateurs dans la délinquance; dans la misère morale et affective, trouvent leurs origines dans des contextes médicaux. Charles Baudelaire évoque la consommation du haschisch, en en faisant un éloge que je trouve pour le moins ambigü: parmi les drogues les plus propices à créer ce que je nomme; laissant de côté les liqueurs, poussant vite à la fureur matérielle, et terrasse la force spirituelle, "blablabla"! Et si l'on reste dans le domaine littéraire; qu'on se plonge dans l'œuvre de Zola: l'assommoir, qui dresse le portrait d'une classe sociale qui du fait de sa condition, court à perle en se noyant dans l'alcool, je pourrais lui accorder mon approbation, car dans son élan verbal, il compare les effets dévastateurs de l'alcool à la jouissance morbide du haschisch et de l'opium. Mais à sa comparaison, à l'instar de Zola, un élément essentiel fait défaut ou n'est évoqué qu'avec frilosité; l'un des dénominateur commun de toute toxicomanie, qui permet une véritable distinction de l'usage des produits: le milieu, la toxicomanie est liée à une condition sociale. Une petite parenthèse ouverte sur la manne financière que représente l'alcoolisme, puisque des accises sont prélevées sur la vente de l'alcool.

En effet, même si les accises prélevées ont été revues à la baisse de quelques 15 millions d'euros, par notre bon vieil état fédéral qui ne tient plus qu'au fil rouge de la soif des belges; en 2018, elles s'élevaient à la coquette somme de 815,48 millions d'euros. En 2015 le gouvernement belge a augmenté sur le vin, les prélèvements divers de 30 à 41%. Donc, quand vous dégustez une piquette de curé ou un grand cru, vous buvez 2 verres à la santé de ces messieurs dames nos dirigeants. Il reste à espérer que le sacrifice pro-patria consentit par nos grands sportifs de levée de coude, serve la bonne cause. Voilà, laissons là la grande soif et retournons à notre herbe qui sera toujours plus verte ailleurs. Même si l'on est loin du damawesk même si le conditionnement diffère, la "manufacture" reste la même; tant pour la confiture tellement prisée du tout Paris du 19ème siècle, que pour les plaquettes de haschisch; il faut extraire la résine de la plante femelle; car la plante mâle paraît-il, n'en produit pas.

La technique la plus courante, consiste à sécher les plantes, à les passer au tamis, afin de séparer les gouttes de résine, de la matière végétale. Selon la finesse de celui-ci, on peut s'attendre à diverses qualités; la résine obtenue, est pressée, après avoir été chauffée; à la main chez les afghans; à la presse hydraulique, au Maroc. En 1970, les cultivateurs de la région marocaine du ketama, autorisés par sa majesté, le bien heureux Hassan 2, à cultiver le kif; virent débarquer les hippies; qui leur apprirent la technique de l'extraction de celle-ci.

Qu'ils la maîtrisaient quant à eux de par leur passage au Liban, et en Afghanistan. Dans ce dernier pays, la résine qui, versée dans un mortier sous lequel est allumé un feu; est chauffée et pressée, jusqu'à en obtenir un produit noir verdâtre, très odorant; appelé: charase. La résine afghane, autant que celle de l'Himalaya, nécessitent une période de "bonification", qui peut atteindre 10 ans. La légende voudrait que la résine soit extraite de la fleur, alors que la plante est encore en "terre". C'est le haschisch marocain, qui avec ses adjuvants, est le moins propre. Les fabriquants y ajoutent des médicaments psychotropes, de la cire, de la colle, de l'huile de vidange, et du henné. Le haschisch conditionné en savonnette, qui était vendu en France dans les années 90, était composé; outre des produits cités plus haut, de feuilles de chanvre, solidifiées à la parafine.

Du LSD

L'ergot de seigle, _ le claviceps purpurea_ est un champignon attaché à la culture des céréales, qui contient des alcaloïdes polycycliques. Ces alcaloïdes sont issus du tryptophane obtenu de l'acide lysergique, ou du dymethil.

Canaan, constituait il y a quelques 3500 ans, un pays qui s'étendait; des rives moyen-Orientales de la Syrie, à la Jordanie, jusqu'au Liban. Il fut envahi, par les tribus Israélites. Quant au peuple Cananéen; ce qu'il advint de lui? Il fut morcelé, et partit emportant avec lui vers l'Europe; par la mer Méditerranée, où par l'Asie mineure en remontant le Danube; des valeurs et un savoir. Le savoir-faire d'une culture, et le conditionnement de céréales riches et diverses. Notamment du seigle, et dans l'ignorance de la chose de son compagnon d'infortune, cité plus haut. Il fut paraît-il, utilisé au moyen-âge par les sages-femmes, lors d'accouchement. Mais c'est à prendre au conditionnel étant donné son caractère léthal. Je doute fort que les alchimistes du moyen-âge, aient eut les compétences nécessaires pour procéder à son isolement. La consommation du clavisep purpurea, provoqua des crises sanitaires dont les symptômes furent les suivants: des hallucinations, des crampes gastriques et musculaires, et des arythmies cardiaques. J'entends que le cœur ne fit plus son travail de pompe.

Ce qui provoqua chez les victimes du champignon; des baisses de tension, de la vasoconstriction, jusqu'à voir leur que leur membres, n'étant plus alimentés de flux sanguin, se gangrener; au point que l'on vit st Jean danser autour de son feu.

Pour se faire une vague idée de la gravité de celles-ci; il faut avoir en mémoire, l'histoire de cette petite bourgade française du Gard: "Pont Saint-esprit"! Qui dut en 1951, sans qu'on en connaisse vraiment l'origine, faire face à des cas d'ergotisme. Des centaines de patients se présentèrent aux services médicaux, avec des pathologies cardiaques, des crampes gastriques et musculaires, des hallucinations foudroyantes, et certains mêmes, allèrent jusqu'à se jeter du pont du Gard. D'aucuns accusèrent la CIA, d'en être l'instigatrice, mais cela me paraît d'un point de vue chronologique improbable, qu'elle ait pu endosser une quelconque responsabilité dans cet événement. A moins qu'il ne s'agisse d'un sous projet de Mkultra, le programme de manipulation psychologique duquel il ressortit que l'usage de médicaments, drogues et particulièrement du Isd étaient de mise; tout ceci à l'insu des personnes visées par les expérimentations. L'agence aurait-elle eu vent des résultats des recherches des laboratoires Sandoz? Ce serait-elle basée sur les publications de Stoll et Hoffman pour mener des recherches parallèles? Si publications il y eut, je n'ai pas poussé mes recherches si loin.

Ce qui donne un caractère dubitatif à l'événement, c'est que les agents qui supervisaient les expériences, n'avaient aucunes formations scientifiques. Ils et ne pouvaient selon moi donner un cadre quelconque à celle-ci. "Enfin"! Tout cela donne du grain à moudre au moulin des conspirationnistes.

Mais revenons à nos Cananéens, un grand nombre d'entre eux fuirent vers l'Europe; qui par l'Asie mineure, arrivèrent en Allemagne; qui par la Méditerranée, peuplèrent ensemble toute une partie de celle-ci jusqu'à l'actuelle Irlande. C'est ainsi qu'ils formèrent une civilisation, qui est à la base de nôtre système démocratique participatif, du réseau de nos routes, de notre façon de concevoir le commerce: "la civilisation celte"! Ce qu'ils ne savaient pas; c'est qu'ils emportèrent avec eux, de leur Canaan natal, l'élément constitutif de l'une des drogues les plus marquantes de la 2ème moitié du 20ème siècle.

Dans les laboratoires de l'industrie pharmaceutique Sandoz, les chimistes, Arthur Stoll et Albert Hoffman, synthétisèrent ce qui constituera, le Isd. En travaillant sur les possibilités thérapeutiques de l'ergot de seigle, ils parvinrent à isoler l'une de ses composantes; "l'acide lysergique" ou le diethylamide. La molécule qui provoque les phénomènes hallucinatoires? En 1943 dans son laboratoire, Albert Hoffman ingère accidentellement la substance qu'il vient d'isoler; les effets en furent pour le moins curieux.

Il réitère l'expérience, pensant n'en avoir pris qu'une dose minime: 0,25 milligrammes, mais la quantité ingérée est digne de celle d'un éléphant, à qui le Isd ferait voir le monde qui l'entoure en rose. Les effets hallucinatoires sont dantesques; si il avait peint ce qu'il voyait, J.Pollock à côté, eut pu passer pour un enfant de cœur. Ils déposèrent en 1948 aux Etats-unis, le brevet pour le lysergic acid diethylamide: le Isd. Très vite; dans les milieux médicaux, et notamment en psychiatrie, il va paraître comme étant la pilule miracle qui guérit le mal-être ambiant. Le Isd comme toute drogue qui se respecte, va sortir de son cadre thérapeutique, avec les communautés psychédéliques. Comme la beat génération, et les hippies, qui s'installèrent dans les quartiers du haigth ashbury, de San Francisco, devenus le centre de la contre culture aux états-unis. En 1963, Sandoz perd définitivement son brevet du Isd. C'est la période où l'on lui taille un costume sur mesure, avec la contre culture florissante; la consommation de Isd se généralise. En 1966, le gouverneur de la Californie Ronald Reagan le fait interdire; c'est le début de sa criminalisation. Pour résumer: le Isd est un dérivé de l'acide lysergique, qui est un alcaloïde du clavicep purpurea, qui se présente sous la forme d'une poudre cristalline.

Il est transparent et fluorescent dans l'obscurité, c'est un psychotrope qui provoque des hallucinations. Le Isd n'a pas vraiment perdu les propriétés du claviseps, il déclenche, dans une proportion moindre, la même symptomatologie que l'ergotisme. Ses adeptes peuvent aussi connaître des états d'euphorie, de la pillo-erection, de l'hyper salivation, une dilatation des pupilles, et; un "bad trip": qui est une dérégulation du fonctionnement de l'hipothalamus.

Des produits, un ou deux pédigrés	
Les drogues dures	Les drogues douces
Lsd	Haschisch
Amphétamine	Le chanvre hybride
Cocaïne	
Héroïne	
Crack	

On distingue les produits par leur degré d'addiction, et de toxicité: "les drogues dures et les drogues douces". Mais pour ma pari, ce distinguo est erroné. Il n'y a ni drogues douces, ni dures; il y a des produits qui représentent une économie de la misère, de l'illusion du bonheur et de l'autodestruction. Et quand les idéaux, les révoltes, les espoirs se font la malle; la toxicomanie débarrassée de ses attributs, fait place à la défonce, qui prend un caractère ludique. Des produits nouveaux sont apparus, et les prix des drogues classiques se sont démocratisés. "Non, il n'y a pas de drogués heureux"!

Héroïne

Provenance: Amérique du sud, moyen Orient, Afghanistan.

Prix au gramme: de 40 à 90€

Mode de fabrication: mélange d'une solution aqueuse de chaux vive à de l'opium brut, afin d'en obtenir du morphetate de calcium. La solution est siphonné, on y ajoute du chlorure d'ammonium pour obtenir de la morphine base. Celle-ci est par l'ajout d'anhydride acétique synthétisée; afin d'en obtenir obtenir l'héroïne base.

Conséquences à court terme: myosis, démangeaisons, hypothermie, ralentissement du rythme cardiaque, problèmes gastro-intestinaux.

Conséquences à moyen terme: perle de l'appétit, problèmes bucco-dentaire, problèmes de menstruation, courbatures, constipation, insomnies.

Conséquences à long terme: affaiblissement général, infections opportunistes, problèmes cutanés sévères, aphatie, troubles anxieux, forte dépendance psychique et physique.

Cocaïne

Provenance : Pérou, Bolivie, Colombie.

Prix au gramme: de 40 à 90€

Mode de fabrication: les feuilles de coca contenant l'alcaloïde de la cocaïne, sont plongées dans du kerozène pendant 3 jours, la pâte ainsi obtenue est mélangée à de la chaux vive; puis elle est filtrée et séchée au soleil pendant 8 heures. La base que l'on obtient, est enrichie d'adjuvants chimiques, comme le permanganate de potassium, l'acétone, l'ammoniac, et l'éther.

La pâte base, est filtrée pour en récupérer le chlorhydrate de cocaïne. D'un kilogramme de celle-ci, l'on obtient 500 grammes de cocaïne.

Conséquences à court terme: augmentation du rythme cardiaque, infarctus du myocarde du à des effets thrombotiques, crampes musculaires, spasmes, épilepsie.

Conséquences à long terme: nécrosé des parois nasales, qui peuvent entraîner la gangrené, paranoïa, psychose, dépression, insomnie, amnésie, dépendance physique et psychique.

Haschisch

Origine: Maroc, Afghanistan, Inde, Liban, Afrique subsaharienne, Prix d'un gramme: de 5 à 20 € en fonction de la qualité.

Mode de fabrication: la plante de chanvre, est séchée dans un tamis, afin d'en séparer la résine des plantes femelles. La résine qui est chauffée, est compressée dans un pilon, ou; sous une presse hydraulique. Dans les années 90, le haschisch était fabriqué; avec des plantes de cannabis séchée, de la paraphine, du henné, et des billes de fer.

Ecstasy, mdma

Origines: Amérique du nord, du sud, Thaïlande, Vietnam, péninsule indochinoise.

loin de moi l'idée de dire, que les pays cités ci-dessus, sont producteurs d'xtc; mais on retrouve sur leur territoire, le sassafras.

Sous forme de pilule: de 4 à 9€.

Mode de fabrication: issu des racine d'un arbre: le sassafras; l'huile essentielle qui en est extraite; est par distillation, transformée en isosafrole, avec une amine primaire: la n- ethylamine; qui sous la forme de gaz d'un aspect incolore, dégage une forte odeur ammoniacale, à son degré d'ébullition.

L.s.d

Origine: Suisse.

Mode de fabrication: synthétisation en laboratoire en 1943, par l'industrie pharmaceutique sandoz, du claviceps purpurea. C'est un champignon du groupe des ascomycètes, un parasite, principalement du seigle; qui contient des alcaloïdes, responsables de l'ergotisme.

Le principal intérêt de ce champignon hallucinogène, est qu'il contient l'acide lysergique, duquel est issu le lsd.

Conséquences de son usage: états euphoriques, pillo-erection, dilatation des pupilles, dérèglement de l'hipothalamus.

Les danseurs fous, ou le smoking de la danse macabre

La drogue change un homme, affecte son apparence, sa santé, son comportement, son rapport au monde, et à la société. Ce changement s'opère en fonction du produit. Le narcotrafic, 4ème puissance économique au monde, pèse des dizaines de milliards dollars; le toxicomane, est à la fin de cette économie parallèle, et illégal. D'où cette étrange capacité; limitée dans le temps, de s'adapter au milieu social auquel il appartient; afin que, comme une envie coupable; il puisse masquer et assouvir sa toxicomanie; en se berçant de l'illusion qu'il la contrôle.Tous les produits sont liés à un de milieu social. Dans les années 80, on disait de l'héroïne: c'est la drogue du chômeur; on a aussi vu plus haut qu'une dose représente un montant, pouvant s'élever à 70€, et à raison de 2 doses la journée; ça représente des bénéfices, pharaoniques pour le narcotrafic.

A économie parallèle, comportement parallèle; le toxicomane va développer une poly-délinquance, faite de vols, de prostitution, de deal; qui lui permet, d'avoir l'argent nécessaire à l'achat de ses doses.

Junkie, junkie

Un junkie, fini sa vie seul, dans une poubelle, dans les toilettes d'une gare, sous une tente dans les bois, ou; il survi des décennies accroché à sa seringue. Un junkie meurt d'hépatite, du sida, d'une overdose, un junkie meurt empoisonné par une dose, coupée au fantanyl.

Il faut trois mois pour faire d'une personne saine de corp, un junkie. Un accro à l'héroïne, est principalement issu de la classe sociale d'en-bas. Sa consommation, à l'instar de la cocaïne, se fait par injection. Seul; à l'abri des regards, par inhalation des fumées, que dégage l'héroïne qui se consume. Un shout, une injection, se prépare comme suit: l'héroïne, ajoutée à une solution "hydrocitrique", dans une cuillère à café; est portée à ébullition, puis elle est versées dans une seringue, pour être injectée dans les veines du cou, du bras, sous la langue, entre les doigts de pied.

Le lexique junkie; seringue: shouteuse, mauvaise dose due à la mauvaise qualité du produit: bad trip, dépendant: accro, toxicomane, spécifiquement dépendant à l'héroïne: junkie, être désintoxiqué: être clean, être en manque: être cold turkey. Le junkie est désocialisé, il n'a plus la notion du temps, il est psychologiquement incohérent; si, il avait jamais un projet, il va l'exposer de manière chimérique: dans le sens mythologique du terme. L'apparence du junkie est, négligée d'où son nom; junkie.

La mort en bouteille!

Pour les toxicomane sans ressource, il reste les produits dissolvants, comme le sassi, la colle, l'éther, le gaz hilarant; qui sont tout aussi dangereux que les drogues classiques, parce qu'ils provoquent la même dépendance physique. Et la principale cause de mortalité, chez les toxicomanes accro à ces produits, est due à la formation d'œdèmes sanguin, dans les zones du cerveau.

Toxicomane en col blanc

Loin de moi l'idée, de faire des membres de la classe dominante, des toxicomanes; mais une soirées mondaines sans coke, ce serait un peu comme pavlov sans son toutou. Elle lève; pour rappel, les inhibitions, et augmentent les performances physiques des cadres de la finance. J'allais évoquer l'augmentation des capacités intellectuelles, mais il nest rien qui vienne prouver qu'il en est ainsi, et je ne suis pas certain que l'on soit plus malin, avec un rail de coke dans les narines; elle se sniffe, ou se fume. Le prix de la cocaïne s'est démocratisé, afin d'élargir sa consommation à un plus large public. Les toxicomanes en col blanc, par leur moyens financiers, sont plus à même de soigner leur apparence, de soigner leur addiction, et d'en guérir.

L'herbe est toujours plus verte !

L'herbe, duquel est issu le haschisch, sont; disons que, même si je suis en désaccord avec ça; catégorisée comme étant des drogues douces. Elle sont associées au reggae, dans la culture rasta, l'acte de fumer est un acte religieux. On peut également associer les "drogues douces", au milieu socioculturel bien- pensant. On fume un joint, comme s'il s'agissait d'un alcoolisme social, comme ça, entre potes, pour se détendre. Les drogues douces, sont aussi associées à la consommation des jeunes, de 12 à 16 ans. Elles sont bien souvent un prélude à la consommation, de produits plus addictifs. Qu'y peut-il être ajouté encore; sinon qu'on fume un joint, comme si l'on s'envoyait une bière. Les drogues douces se fument, soit sous la forme d'une cigarette, soit dans une pipe, ou elles se mangent.

Au-delà de la classification, au-delà du smoking du danseur fou, il y a une toxicomanie du week-end; où de nouveaux produits sont consommés qui n'entrent pas dans la catégorie des synthèses traditionnelles. Mais qui sont des produits; exception faite du mdma, purement chimiques et tout aussi dévastateurs; qui créent des addictions plus difficilement contrôlables dans le sens où l'on en connaît pas vraiment les effets.

La voie de la guérison?

Dans les années 70 et 80, 2 centres de désintoxication faisaient figure de proue, dans le procès thérapeutique de la toxicomanie. "Choisi, et le patriarche"! L'un des deux, intégré au cœur de la ville était ouvert à tous les toxicomanes, désireux de décrocher; sans la contrainte de l'isolement. Il avait un programme de désintoxication progressif, basé sur diverses méthodologies, et un programme de réinsertion, en fonction du profil, et de la volonté du candidat à la guérison.

Pour le patriarche; la condition absolue pour espérer une réintégration réussie, était le sevrage pur net et sans substitution;

le sevrage était très douloureux. Vint ensuite une totale remise en question, par un système thérapeutique collectif, qui semblait vouloir libérer la parole; "une mise à nu"! Puis; place était faite à la reconstruction, la réinsertion se faisait, par la vente des supports didactiques qui promouvaient le travail du patriarche, ainsi que par la cassure avec le milieu, de l'environnement du toxicomane. L'isolement total était selon le patriarche, une nécessité.

Une 3ème possibilité thérapeutique est apparue; elle a vu le jour à l'aube des années 90, elle consistait à substituer les produits phares des toxicomanes, par de la methadone.

Les premiers concernés par cette approche étaient les accros aux opioïdes; cela leur permettaient de sortir de leur milieu, sans les peines de l'isolement total.

Elle permettait de couper les liens "maudits"! Car il faut savoir que la dépendance qui unit le toxicomane à son dealer, est similaire à celle qui le lie à son produit. Si le contact est direct avec la substance, le consommateur n'a aucune idée, de ce avec quoi sa dose est coupée. Il a toutes les malchances de s'envoyer dans les veines; une héroïne qui lui fera prendre un taxi pour la morgue. Ainsi, d'autres programmes ont été élaborés, qui consistent sous prescription; et contrôle médical, à donner de l'héroïne qui soit la plus propre possible. Quand un toxicomane ne vit plus avec l'angoisse de ne pas avoir les moyens de son trip, il a peut-être une chance de se resocialiser, d'où l'intérêt de la substitution. "Cette voie thérapeutique n'est cependant pas neuve"! C'est d'ailleurs celle qui, à la fin du 19ème siècle, a donné lieu à la création de l'héroïne, pour guérir les soldats et autres victimes, de leur addiction à la morphine.

Toutes les sociétés développent les mœurs qui leurs sont propres; le paradoxe, c'est qu'elles font grandir en leur sein, des contre-courants, des identités, une contreculture, et elles portent les stigmates, de ce qui semble être des lendemains enchanteurs.

De ceux-ci émergent des besoins, des envies de produits, qui, pour quelques instants, ouvrent les portes sur une dimension "méta"; qui donne la possibilité d'être Dieu, sur les voies bien pavées de l'enfer.

Mais même dans cette dimension; tous ne sont pas égaux, et les lendemains qui chantent qui prennent leurs origines sur des crises d'identités, ne sont qu'illusions. Il échoit alors au vieil ennemi commun: le bien séant, le politiquement correct, avec l'assentiment collectif, de refermer avec une banalité sans nom, avec cette arrogance qui le caractérise, une boîte de Pandore encore pleine à s'en pourfendre.

A ces crises qui naissent d'un modèle de société, basé sur la convoitise des trésors de la terre; de spéculations sur le pétrole, sur la mer, les arbres, sur l'or, et sur le travail des hommes; à l'étude et à l'historique des produits; qui ont porté en exergue, que les drogues sont les compagnes de misère des soldats; qui disparaissent au nom des grands idéaux, des nations va-t-en guerre, à la solitude; au vide émotionnel et affectif qui jettent les hommes, sur les chemins de l'addiction; aux Hommes déracinés, loin des leurs, de leur chez eux; aux pontes, dans leurs hémicycle d'ivoire, qui n'écrivent plus l'avenir de leurs jeunes. Au modèle de société, qui a créé le cumul de cette détresse humaine. Il n'est qu'une seule réponse possible; celle qui consiste à déployer tous les moyens nécessaires, pour lutter contre cette misère.

Misère qui n'est pas une fatalité, parce qu'elle est crée par des hommes, la réponse ne peut venir que du partage des richesses de la terre, en favorisant des systèmes économiques fédérateurs, et porteurs de progrès.

Elle ne peut être constituée que d'une culture, qui ne soit plus la propriété d'une élite; mais qu'une identité de la rencontre soit la priorité de tous et toutes; parce que, nombres de coups de génies artistiques, sont nés dans la douleur et la joie; dans le rapport à l'autre. Que l'enseignement et l'apprentissage de la vie, soient l'affaire de qui a la responsabilité du bien-être intellectuel, c'est-à-dire, des enseignants et des apprenants, en se basant sur les expériences pédagogiques, qui éliminent la bestialité élitiste, comme le modèle frenet ou Steiner. Que l'amour soit le leitmotiv de nos vies, comme un pari sur l'avenir. Je ne parle pas d'un amour bea, mais de la possibilité de dépasser tous les apriori, que nous pouvons avoir sur cette prison. Voilà le nécessaire effort que devrait fournir la société des hommes dans la lutte contre l'addiction aux drogues.

Pour ce faire, il doit y avoir une prise de conscience de la problématique, dans son ensemble; il s'agirait d'avoir une vision transversale, entre les 3 éléments constitutifs de la toxicomanie: le produit, l'individu, le milieu.

Le produit: quelle thérapeutique, autre que la substitution d'un produit par un autre? "Ou"! Que la transition entre l'addiction et le sevrage total; basé, sur un hypothétique échelonnement décroissant de la substitution. Le travail des thérapeutes est rendu difficile, parce que les protocoles de substitution, ne concernent principalement que les opioïdes.

"A propos de la cocaïne"! Il n'existe pas vraiment de substitutif à celle-ci; hors mis un psychostimulant comme le méthylphénidate. Mais rien n'est certain à ce sujet; et on ne peut envisager de substituer un "antagonisme" aux opioïdes, à une addiction au cannabis. Dans le cadre thérapeutique, pour toutes les raisons évoquées plus haut, si tant et si bien qu'il faille user d'une substitution, un intérêt particulier s'imposesur le choix du produit; tant sur le plan individuel que sur le plan collectif!

L'individu et Le milieu: la question primordiale qui s'impose, dès lors que commence le processus thérapeutique, c'est quel cheminement une personne à bien pu suivre; pour en arriver à souffrir d'une addiction? Quelles sont, outre les facteurs cultuels, les origines émotionnelles, qui vont l'enchaîner à son produit; tant sur le plan individuel, qu'au niveau de l'impact, que cela peut avoir sur la collectivité? Et quel est le poids de ce cheminement sur la problématique?

Les 2 facteurs identifiés plus haut, que sont l'aspect individuel et collectif, peuvent contribuer à construire par une parole libératrice, la transversalité entre les 3 éléments fondamentaux d'une addiction. C'est-à-dire, la situation du malade en rapport avec son milieu, sur le plan individuel et collectif. La situation du malade, en rapport avec son produit, tant sur le plan indindividuel que collectif. La situation du malade avec lui-même, aussi bien sur le plan individuel que collectif. "Dans l'absolu"! Pour pouvoir objectiver une approche thérapeutique. En sachant que, rien ne s'inscrit vraiment dans l'absolu, et que la vie est faite de mille et une contradictions.

La demeure du Minotaure

"Dédale, imbu de sa personne, victime de son génie, écrasé par la

la lâcheté de Minos. Envoya son fils se faire brûler les ailes, dans

les bras de phoebus"!

La complexité de la toxicomanie

Si le toxicomane est la victime du narcotrafic, il en est aussi le complice tacite; client fidèle qu'il est, d'une économie qui ne connaît pas les turpitudes, et autres fluctuations de notre société capitaliste. Il en est le complice, puisqu'il a créé autour de lui, un monde de chimaire, où toutes inhibitions sont levées. Cependant, les noirs desseins de la maléfique transcendance le ramènent à une dure réalité; celle qui, pour la financer, le pousse dans les méandres de la délinquance à la petite semaine: vol à la tire, à l'arrachée, deal; une dure réalité qui le pousse à vendre son corp décharné.

Victime de lui-même, et d'un système qui ne répond pas, faute d'encadremen et d'approches objectives: motivées par le souci d'une guérison totale; à la problématique du mal-être, qui touche l'ensemble de la collectivité, notamment par les crises sanitaires qui en découlent. Dans les maisons d'arrêt, particulièrement celles de Bruxelles; les détenus toxicomanes ont 5 fois plus de malchances d'être atteints d'hépatite. A Bruxelles toujours, le taux d'infection pourrait être 20 fois Supérieur à la prévalence nationale; il en va de même pour la tuberculose, et le VIH.

Selon le spf justice, 2 détenus sur trois sont confrontés à un problème de toxicomanie, qu'il y entre comme consommateur, ou qu'il commencera une dégustation malsaine.

On compte plus où moins 10 mille détenus en Belgique; ce qui je crois, représente 1/1000ème de la population belge. 2/3 delO mille; 6600 être humains, addicts à un poison, enfermés dans les cages de

35 prisons, de 10m2 la cellule. A ce constat qui fait froid dans le dos, il me vient une série de questions: qui est face au juge? Quel regard, porte-t-il sur la moitié d'homme qu'il a face à lui? La victime d'une industrie sans scrupules, qui s'enrichit de son mal¬être? Le complice tacite de celles-ci? Doit-il répondre de ses méfaits? En sachant que, l'incarcérer ne résoudra pas la problématique de son addiction.

Complexe: parce que, outre son produit de prédilection; l'homme, le toxicomane, l'être humain qui a sombré dans la consommation d'héroïne, va plus que probablement développer une poly¬toxicomanie. La quantité d'alcool consommée par un héroïnomane; qui vient palier au manque, peut être astronomique. Les dégâts sur le foi, peuvent le conduire à décéder d'une cirrhose plutôt que d'une overdose.

Complexe: parce que, comme évoqué plus avant, toutes les drogues connues aujourd'hui, ont été synthétisées sur la base d'une politique de substitution, et sur la synthétisation d'autres drogues; exception faite du haschisch. Cette politique est depuis la fin du 19ème siècle, inchangée.

Utilisée depuis 1960, la methadone: un opioïde qui est un analgésique synthétisé par le tristement célèbre consortium d'industries chimique, et sidérurgique; ig-farben, En 1937; était à sa création considérée comme un produit miracle. Elle offrait une alternative pour palier aux problèmes d'addiction, et fut utilisée comme substitut aux opioïdes chez les héroïnomanes.

La methadone, présente l'avantage d'être consommée dans un cadre thérapeutique, mais le sevrage total n'est pas garanti, sans cette approche évoquée à la fin de la première partie. Le fait qu'elle ne peut pratiquement pas être injectée, représente un atout considérable dans la lutte contre la propagation des Mst, les hépatites, et certainement contre la propagation du VIH. Mais la methadone, reste un opioïdes et ne sera jamais qu'un emplâtre sur une jambe de bois, qui pourra tout au plus limiter les dégâts.

Complexe: parce que le narco-trafic est à l'image de notre modèle de société, basé sur des rapports de force exacerbés, sur l'aliénation de soi, sur une triangulation de l'économie.Tout tient en cela, et la sainte trinité s'est faite toute petite; triangulation s'il en est: composée du capital industriel, du capital financier, et du capital de la grande distribution.

Du capital industriel

Comme une milonga loca, les chiffres dansent au rythme effréné du narco-trafic. Ainsi, sur une période de 5 années, la surface consacrée à la culture de la coca avait pratiquement doublé. Le Pérou en tête; où le territoire qui y était consacré, s'élevait à 62000 hectares, et la seconde place du podium était attribuée à la Colombie, avec 48000 hectares; couverts de l'or vert. Ce qui donnait un total rondelet de 110000 hectares, consacrés à la culture de la feuille de coca, et ce, en 2012. En 2016 2017, la quantité de terres exploitées à cette fin avait pratiquement doublé, soit, une surface de 213000 hectares couverte de cet or,qui enrichit les uns et tue les autres.

La Colombie, est sur ce laps de temps repassée sur la plus haute marche du podium, en matière de production de coke. Je me dois d'ouvrir une parenthèse; sur le contexte de guerre coloniale, qu'était l'invasion du Liban par l'armée israélienne en 1975, qui a fait la lumière; sur la culture ancestrale du pavot somniferum, dans la vallée de la bekaa, une zone désertique propice à toutes sortes de cultures. Située au Nord, elle était à l'époque du conflit, une zone tampon, entre l'armée israélienne et la Syrie. Vint alors s'y ajouter la culture du cannabis, qui fit la réputation de l'un des haschisch, les plus courants des années 80 et 90, le bien nommé: libanais.

En 1990, à la fin du conflit qui coûta la vie à pas moins de 250 000 personnes, sous la pression américaine, Damas contribua à éradiquer la culture de ces deux fleurs du mal.

Cependant, leur culture ont sous le contrôle des trafiquants turcs et afghans, recommencé de plus belle. On ne peut pas dire que la culture du pavot soit à la traîne, puisqu'en 7 années, la surface consacrée à cette activité lucrative, a pratiquement doublé. En 2012, elle s'élevait à quelques 250 000 hectares, elle atteignit en 2019, une superficie de 420 000 hectares dont les 34 en Afghanistan.

3 sortes de cannabis, se partagent la vedette des parties de fumette et autres joyeusetés culinaires. En 1750, le botaniste Scandinave: Linaeus, tailla sur mesure, un costume au plus commun d'entre-eux, pensant avoir à faire à une plante du genre monotype; en

basant sa classification sur l'étude du chanvre, alors très largement cultivé en Europe. Il le nomma: "cannabis sativa"! La culture de celui-ci était une obligation; et le refus de s'y soumettre, menait tout droit à la case prison. Son usage consistait, à en faire tout autre chose que de créer des paradis artificiels; par la solidité de ses fibres, il servait surtout à fabriquer des cordages pour la navigation. La fin du 18ème siècle n'a pas vu arriver que la révolution française, et la déclaration universelle des droits de l'homme.

Jean Baptiste de Monet, chevalier de Lamarck, botaniste de son état; ajouta en ces temps troublés par une soif de vies nouvelles, le cannabis sativa, ainsi qu'une autre forme, dont il avait différencié les caractéristiques, du fait de sa configuration quelque peu différente, à une encyclopédie déjà bien fournie.

Cette plante si répandue dans nos contrées, prisée pour sa qualité et sa solidité à toute épreuve, qui poussait dans les zones désertiques d'Afrique, à pu être introduite en Europe, pendant la période sombre pour les uns, dorée et triangulaire pour les autres du commerce des êtres humains réduits à l'état d'esclaves. De l'herbe, dont Lamarck faisait le distinguo; il s'agit du cannabis indica, qui s'est adapté, aux régions froides et montagneuses. Et il doit probablement à cela, sa forme plus courte, conique et aux feuilles plus larges, tandis que le sativa, doit sa forme longiligne, à son adaptation à sa terre d'origine. Ainsi, c'est au vu de sa nature et de son usage, qu'on expliquerait le vif intérêt politique et économique qu'il suscitait. Ce qui pourrait constituer entre autres choses, une bonne raison pour laquelle Napoléon était allé chercher noise, à l'empereur de toutes les Russies; pour l'empêcher de fournir du chanvre aux anglais. "C'est ça, c'est ça"! "Battez vous pour l'honneur qu'ils disaient. D'après ce que la royal queen seed factory, publie sur son site; la plupart des cannabis vendus, sont issus de plantes hybrides. Cela laisserait-il à supposer, que celui-ci puisse être cultivé en tous lieux, et pratiquement en toutes circonstances.

D'autant plus que, si elle revêt le caractère du cannabis indica; la floraison en est fréquente et abondante; bien que celle-ci soit de courte durée.

"Du cannabis que le petit corse refusait aux anglais, en cherchant des poux à Alexandre"; il pouvait aussi s'agir d'une troisième catégorie. Puisqu'en 1970, le botaniste russe: Janichevski, a mis nos connaissances en la matière à jour; en ajoutant le cannabis ruderalis, à la liste des chanvres déjà connus.

Je pourrais continuer; la liste des stupéfiants est longue, mais il me semble que la coca, le papaver somniferum, et le cannabis, constituent les trois valeurs d'usage de base, du narcotrafic; parce qu'ils constituent à eux seuls, des matières premières "transformables à l'infini"; dont on peut faire la synthèse de la synthèse. A l'état de matière première; les feuilles de coca, le pavot d'opium, ainsi que le cannabis, ne sont pas des stupéfiants. Ce qui en fait des drogues, c'est la capacité qu'ont les hommes, d'en extraire les alcaloïde, que ces plantes contiennent.

Que ce soit la morphetate de calcium, le chlorhydrate de cocaïne, la résine de cannabis; les procès de transformation sont assez simples.

La plupart des laboratoires et des usines, qui font de ces matières premières des valeurs marchandes, sont rudimentaires et clandestins. La piètre qualité de la blacktar, constitue-t-elle une preuve qui vienne étayer mon propos?

La quantité en est astronomique, en 2017, la Colombie a produit 1410 tonnes de cocaïne, et 10500 tonnes d'opium base, ont été produits en 2016-17, cela représentait une quantité 20 fois supérieure à ce qui était produit en 1987; où la production s'élevait à 500 tonnes. Il faut compter 10 kilogrammes d'opium pour 1 kilogramme de morphine base, de laquelle on obtient 100 grammes d'héroïne pure.

Mon imagination pourtant débordante, ne peut entrevoir la quantité pharaonique; de valeur d'échange que cela représente. Il faudra pourtant bien s'en faire une petite idée. "Petit problème de feuilles de coca"! Si 230 kilos suffisent, pour fabriquer 2 kilos de pâte base; que l'on en obtient 1 kilogramme de cocaïne, sachant que; en 2016-17, les pays producteurs de feuilles de coca, ont cultivé l'équivalent de 6000 conteneurs de 30 tonnes, de celles-ci. Soit; un convoi discontinu de semi-remorque, qui s'étendrait sur la E40, entre Leuven et Bruxelles. Combien, cela peut-il bien faire de coke? "Le chiffre cité plus haut"! Est-il correct? Je n'en sais rien, ce sont des données récoltées sur "Google c'est ton ami"; ce dont je suis certain, c'est que toutes les narines du monde n'en viendront pas à bout. Les trafiquants turcs et afghans ne se sont pas seulement contentés de réintroduire la culture de pavot, et autres joyeusetés dans le jardin des délices morbides: dans la vallée de la Bekaa.

Ils ont aussi implanté des labos de transformation de leur morphine base; pour la plus grande joie des acteurs politiques du coin, qui font de cette florissante économie, leur choux gras. La vallée de la Bekaa est ainsi devenue une plaque tournante du narcotrafic.

Du capital financier

En prenant conscience de l'étendue du paradis artificiel; du fait que la valeur marchande d'un produit, équivaut à $1/10$ de la quantité de sa valeur d'usage; du moins en ce qui concerne l'opium. A raison de, 40 à 70€ le gramme d'héroïne, on peut aisément avoir une approximation de la mane financière que cela représente. J'ai estimé la valeur de l'héroïne sur le marché mondial, à 80 milliards d'euros. Quant à la cocaïne, la valeur marchande représente, $1/115 \div 2$, de la quantité de sa valeur d'usage; mon estimation de sa valeur sur le marché du narcotrafic, s'élève approximativement à 50 milliards d'euros. Puisqu'il s'agit d'une économie parallèle, il n'est pas question d'aller voir monsieur le banquier, et d'ouvrir un compte courant, pour y déposer les fruits de la vente quotidienne. Et Comme disait le compère iilich: "que faire"?

La stratégie du narcotrafiquant, est de jouer les "cuculus canorus", singulièrement appelé: le coucou gris. Il doit son nom à son chant, c'est un mangeur d'insectes, mais sa plus grande particularité; c'est le parasitisme de couvée. Puisqu'il a la stature du faucon pèlerin, il est le roi de l'illusion. Comme la femelle est polyandre, cela promet une jolie partie de bec et de plumes en l'air.

Je ne saurais donc dire, si l'ombre de la mafia napolitaine plane encore sur la ville, et si son pouvoir et son influence sont dus à sa collaboration avec le narcotrafique. Pas nécessairement, mais c'est un facteur de probabilité, qui lui permet d'étendre plus encore son pouvoir tentaculaire sur celle-ci. Il est dès lors possible de répondre par l'affirmative; puisque, les pontes du traffic de la mort en poudre, et les mafias du monde entier, s'entendent comme larrons en foire.

Ce qui est certain, c'est que des services hospitaliers, et des services de la voiries de la ville de Naples, les autorités s'y sont faites éjectées, comme de vulgaires oisillons de roserolles. "Que reste-il de nos poubelles"? Doivent amèrement chanter les napolitains. Je ne sais donc trop ce qu'il en est de cette situation, à l'heure actuelle; mais ce qui est certain, c'est que j'ai plus entendu mister Salvini fustiger les méchants migrants, rescapés du cimetière de Lampedusa, que les joyeux drilles de la cuculus Camorra! L'argent sale du narcotrafic est aussi probablement investi dans ce contrôle social malsain.A l'égal des 50 à 60 espèces de passereaux, dont le coucou peut parasiter le nid; le narcotrafiquant à une foultitude de stratégies, qui lui permettent de rendre son argent utilisable.

Une première stratégie, consiste à insérer dans des dépôts légaux, de petites sommes qui ne requièrent pas de contrôle de leurs provenances.

En voilà une deuxième; celle de l'éventail: qui consiste à faire des versements sur une quantité de comptes le plus grand possible, dans différents organismes bancaires, aux différents points du globe.

Une autre encore, consiste à utiliser des comptes bancaires intermédiaires, auprès d'organismes financiers, qui; envoient des capitaux à l'étranger. Les techniques de blanchiment d'argent sont nombreuses, et varient en fonction des possibilités d'investissement, et des législations en vigueur dans les pays, où les opérations "argent propre" sont pratiquées.

Ainsi, la technique de la structure fiduciaire, consiste en l'association dun trust et d'une société d'investissements, dans laquelle il est possible d'injecter des capitaux de manière familiale ou individuelle; afin d'envoyer des fonds financiers, légalement à l'étranger; une chose qui est impossible à titre personnel. Le secteur bancaire n'est pas le seul nid de notre oiseau de malheur; là où il y a un haut niveau de dépense en cash, on a des chances de voir se ramener les narcotrafiquants, et leur argent noirci par la vente de leurs poisons.

La mega structure économique d'Aubervilliers, a servi à blanchir quelques 13 millions d'euros du traffic du cannabis marocain; avec la complicité de commerçants peu scrupuleux.

Installés dans une région parisienne, qui fait froid dans le dos; du fait de la vitesse à laquelle les euros, sonnants et trébuchants l'ont transformée.

C'est un coin de la Seine St Denis, un mega dépôt de prêt-à-porter et autres accessoires, tout droit venus de Chine. "Mais"! Revenons à nos commerçants peu scrupuleux, aux 13 millions d'euros et à notre "sarrâf": Le but du jeu selon la fonction de ce dernier, consistait à récolter l'argent du traffic de haschisch, fabriqué au Maroc, d'acheter non déclarés, pour des sommes énormes, des paquets de chiffons et autres accessoires, et de les vendre sur le territoire marocain. Ainsi donc, à l'insu de tous, le coucou s'en fut trouvé bien gros, bien dodu, bien engraissé.

Heureusement, la police française avec ses petites mains, ses petits moyens, a pu mettre un terme à cette gigantesque machine à laver. Je vous paraît ironique? "Peut-être"! Mais bien qu'on ne puisse que se féliciter de sa patience, et de pugnacité. Qu'est-ce que le démantèlement d'une machine à laver de l'argent sale, à côté du colossal chiffre d'affaires, qui témoigne de l'emprise tentaculaire du narcotrafic, sur l'ensemble de la société.

Du capital de la grande distribution

N'est pas Jef Colruyt ou Louis Delhaize qui veut; ce n'est pas donné à tout le monde de voir figurer son nom, sur un véhicule de transport, sur un site de retour, de distribution, ou, sur des points de vente. Il me faut ici faire une petite apparié, ceci, pour éviter toutes comparaisons hasardeuses; le narcotrafic, malgré les saisies, et au vu de l'évolution exponentielle, de la culture de ses matières premières; et, qui est une activité commerciale qui ne connaît pas la crise; il n'en reste pas moins; et pour ne pas le réitérer; qu'elle est, et doit le rester; une activité commerciale illicite. Qu'à l'instar des compères Jef et Louis, qui s'arrachent l'immense privilège de revendiquer les prix les plus bas, la valeur de la marchandise des narcotrafiquants, ne prend son envol, qu'une fois hors des frontières de son pays d'origine. Les charges qui sont toutes plus variables les unes que les autres; en augmentent le prix; en fonction du nombre de politiques, et de militaires à corrompre; ainsi que du nombre de frontières à traverser. Un autre facteur qui en influence les prix; c'est sa collaboration avec les mafias de tout poils, en ce compris les triades, les yakusa et les mafias russophones. Tous ce joli monde, n'a en matière de mondialisation, de leçon à recevoir de personne. Si d'aventure, l'un ou l'autre réseau disparaît, ce n'est pas inhérent à un dépôt de bilan; car les consommateurs ne prêtent aucunes attention, au prix de leur produit, puisqu'ils en sont addicts.

Mais plutôt parce qu'ils se livrent des guerres de territoires, ou que la police; avec le peu de moyens dont elle dispose, fait son travail avec professionnalisme, et qu'elle est arrivée à éradiquer l'un ou l'autre réseau.

Bien que la pratique n'ait pas disparu, au-delà du stéréotype du dealer qui attend son client dans un coin glauque, parce que les détaillants ont bien compris que les transactions sont plus difficiles à tracer, la vente au détail s'est "uberisée"! Tout comme si vous consommiez les takeaway qui arrivent jusqu'à vos portes; il est possible de commander une dose de coke, ou toute autre joyeuseté qui fait du consommateur, un homme Dieu jusqu'à la chute. Nos as du marketing de la mort au détail, ont développé des stratégies de vente et de fidélisation; ils organisent des tombolas, afin de faire gagner quelques grammes de leur marchandises à leur clients; ils envoient des échantillons de celles-ci, pour permettre aux consommateurs de se faire une idée des nouveaux produits; et, dans ces ignobles stratégies, le darknet n'est pas en reste non plus, le narcotrafic, on ne peut s'en cacher, caracole avec la vente des armes; avec l'industrie agroalimentaire, et avec les spéculations boursières, en tête, du box-office des activités économiques les plus lucratives; parcque toutes poursuivent un seul et même but: "le profit absolu à très court terme"!

Toutes ces structures économiques sont dotées d'une hiérarchie, et concernant le narcotrafic, elle est à l'image de celles qu'affectionnaient tant les pharaons: une structure pyramidale. En deçà du trafiquant, au sommet de celle-ci, il y a le gérant, il gère la comptabilité, un peu comme notre Sârraf, vous vous rappelez: "Aubervilliers"! Il gère aussi l'approvisionnement général; les nourrices, qui servent de centre de dépôt, de centre de distribution; les distributeurs, qui se chargent d'acheminer les marchandises aux planques des charbonneurs."Aah les charbonneurs"! Les vrais mains sales, les vendeurs: de vrais, "hommes de terrain"! S'ils ne vendaient la mort, ils auraient presque un statut de héros. Puis, enfin, viennent les chouffeurs; des agents de sécurité qui veillent à prévenir de toutes intrusions. Innombrables, postés à tous les points stratégiques; permettant d'avoir une vue, à la fois sur l'endroit de la transaction, mais aussi, sur son environnement. Les salaires qui, en fonction de la place occupée, dans l'organigramme pyramidal du narcotrafic; varient entre 60 et 1000 euros. C'est, parce que c'est une économie qui impose une crise sanitaire, dont la société ne peut se sortir indemne; sinon qu'en changeant sa nature; que tous ses protagonistes encourent les mêmes peines. Quoi de plus normal me direz-vous?

Le festival des vies perdues

"A la grande distributiion des Gaspards; les grands perdants de la

chasse aux trésors maudits sont...., hum"!

Et le grand perdant est?

Le client est roi, et dans son dédale, le Minotaure vous envoie ses petites mains: "les chouffeurs"; pour guetter, guider vos pas, et vous protéger jusqu'au paradis. C'est un piège qui se referme sur vos vies, qui vous envoie plus qu'à votre tour à la case prison. Il y en a pour toutes les bourses, c'est sans discrimination: médecins, chômeurs, plombiers, infirmières, policiers, tapins; "le mal-être n'est pas regardant"!

C'est sans commune mesure, avec la réalité d'une addiction à l'héroïne, mais bon; "voilà"! J'ai tiré sur ma première cigarette à l'âge de 7ans, je m'en souviens, c'était une belga, j'avais l'impression que ma tête se barrait à l'est, et mes pieds à l'ouest, j'ai fumé, toutes les marques possibles et imaginables. A moi seul, je suis une véritable encyclopédie, de tous ce qui se fait en matière de cigarettes, j'ai fumé du tabac blond, du mentholé, du brun, du noir, et comme disait la chanson: du gris que l'on prend dans ses doigts et que l'on roule. Je les ai fumées selon les humeurs du moment, sur des musiques qui allaient avec les volutes que j'envoyais en l'air. J'ai fumé des cigares, des pieds de chaises, des cubains. Je me suis mis à la bouffarde, j'ai fumé des tabacs qu'on fume le petit doigt en l'air, des tabacs de la vache enragée; dans des pipes qui me faisaient, courir derrière ma langue, et dans des pipes de haute futaies.

Des Chacom françaises, des Paterson irlandaises. Auxquelles il fallait faire "des culottes", tout un rituel; je vous laisse imaginer. Je m'en tire à bon compte, avec un fibrome au poumon, et quelques polypes. Faut-il que le corp humain soit solide, pour supporter ce même régime aussi longtemps, avec de l'héroïne ou de la coke, en lieu et place du tabac.

Et le grand perdant est?

Quand les policiers font grève parce qu'ils manquent de moyens, et d'effectifs, pour faire leur travail; je crois que les citoyens que nous sommes, ne prenons pas la mesure du problème; puisqu'en matière d'actions policières à notre encontre, nous ne sommes confrontés qu'à des problèmes de circulation, à des larcins, à des voies de faits, et autres embrouilles, inhérentes à la misère quotidienne. Ainsi qu'à des missions de maintiens de l'ordre public, souvent plus que moins musclées, lors de manifestations, de défilés ou de contestations. Malgré ce manque criant, des moyens évoqués plus haut, ces messieurs dames de la marée chaussée, font preuve de pugnacité, de persévérance, et de professionnalisme; lorsqu'il s'agit de mener cette guerre impitoyable, contre les narcotrafiquants. J'en veux pour preuve, le démantèlement des réseaux de blanchiment d'argent; ingénieusement mis en œuvre, dans cette grande lessiveuse que fut pour un temps, et, "ceci ne concernant que quelques membres de la communauté chinoise à Paris"! Le quartier d'affaires chinois d'Aubervilliers, ou l'affaire virus, qui chacun d'eux pesaient 14 millions d'euros, ce qui représente pour les trafiquants de chanvre et de haschisch, une perte sèche de 30 millions d'euros.

Une autre opération policière, témoigne de l'efficacité, et de la perséverance de ces gens; qui a prouvé que le travail conjoint des polices du Benelux, et de la France porte ses fruits: l'opération étoile. Elle fut menée en février 2019, et le bilan de celle-ci, selon les résultats publiés, atteste de sa réussite.

Résultat des contrôles: personnes contrôlées: 2175, véhicules contrôlés:1366, trains contrôlés:9.

Véhicules saisis:10, personnes en possession de drogues:241, personnes sous influence:13. Arrestations:31.

Saisies: haschisch:269,42g, chanvre: 8790,99g, graines de cannabis:384 pièces,

joints:45 pièces, héroïne:11g, cocaïne:3264,61g, amphétamine:264,6g, champignons:30g,

xtc:133 pièces, ketamine:104,2g, argent:26 815€, armes:14.

Mais que sont ces petites victoires, à côté des moyens pharaoniques des narcotrafiquants. Je vais me répéter je sais, mais: "la redondance a ses raisons que la raison elle-même ignore"! Voyez par vous-même: on a dit plus haut que la quantité d'opium produite en 2019, s'élevait à 10500 tonnes, que l'on en obtient 1050 tonnes d'héroïne, (ceci reste une supposition). Si, de 100 kg d'opium, l'on obtient, 10kg d'héroïne pure, si l'on admet un prix fixé à 70 € le gramme; que l'on convertit 1050 tonnes d'héroïne pure en grammes, cela devrait nous donner un montant de 73 500 milliards de chiffre d'affaires, quelque soit la monnaie, en possession du narcotrafic.

Cest une supposition, parce que l'héroïne est pour rappel, une synthèse de la morphine. Une supposition, parce que celle-ci n'est pas le seul alcaloïde du pavot, il y a aussi la codéine, l'alcaloïde de prédilection des multinationales pharmaceutiques, comme la société allemande Grünenthal, qui a créé en 1970 cet opioïde, à partir de la codéine, et qui fait tant de ravages en Afrique: le tramadol. Cette démonstration de haute voltige de chiffres, n'a pas d'autre but, que de démontrer la disproportion des moyens dont disposent chacun des belligérants, dans cette guerre sans merci. C'est le pot de fer contre le pot de terre, David contre Goliath, l'un au service du public, l'autre à celui de ses propres intérêts. Mais même perdu d'avance, c'est une guerre qu'il nous faut mener, et dans la métaphore du petit berger contre le géant; "c'est Goliath qui morfle"!

Et la grande perdante est?

Fille du ciel et de la terre; dame justice, qu'a donc pu bien glissé, dans ton escarcelle, comme arsenal juridique, ce monde politique, qui navigue sur une mer de guimauve, à bord de canons d'or et d'argent? La grande difficulté pour la dame qui tranche les yeux bandés, en Belgique; c'est ce fédéralisme dissociatif, qui ronge notre pays, qui agonise chaque jour un peu plus que le vent des réformes de l'état, souffle sur sa devise. Son travail est d'autant plus difficile, que l'approche entre le nord et le sud, est d'un point de vue culturel différente. La politique de substitution est différente, la Belgique, se distingue par sa situation géographique; ce qui donne à la problématique de la toxicomanie, un aspect international, parce que notre territoire, par ses différends accès à la mer, est une plaque tournante du narcotrafic. Jusqu'en 1975, plus exactement le 9 juillet, l'arsenal juridique était assez maigre; l'approche de la toxicomanie se faisait sur la base de la loi du 24/2/1921 : la consommation jusque là, n'était pas en soi un délit, et elle ne donnait pas de spécificités quant aux produits, en tous cas pas en ce qui concernait les consommateurs. La modification de 1975, apportée à l'article 2bis, dont l'application donne un plus grand champ d'actions; comprend une étude des psychotropes à forte dépendance physique; ainsi, par arrêté royal, une liste a été dressée, qui concerne les psychotropes et autres soporifiques; ou toutes autres plantes qui sont susceptibles de provoquer une dépendance.

Son but, visait à donner un cadre légal de répression du commerce des produits, répertoriés dans celle-ci, qui peuvent mener à la case prison; pour des peines qui varient de 3mois à 5ans, assorties à des amendes qui peuvent s'élever à: 100000 €. La modification du 13/03/2003, de la loi du 24/2/1921 vise aussi à punir toute personne liée à un narcotrafic, quelqu'en soit son rôle; si son activité a provoqué une maladie incurable, une incapacité de travail de plus de 14mois, par la perte d'un organe, ou, par une incapacité grave. La modification spécifie que si les actes et leurs conséquences, concernent des enfants de, 12 à 16 ans accomplis, ou que la participation à une activité liée au narcotrafic, de manière accessoire ou principale, entraîne la mort; la peine encourue peut s'élever à 20ans de réclusion. Quant aux consommateurs, ils peuvent bénéficier selon la disposition légale du 29/06/1994; de sursis, et de périodes probatoires. Je pourrais m'étendre encore longtemps, sur les dispositions légales dont dispose la dame aux yeux bandés; mais une chose est certaine, son travail est rendu complexe par le caractère poly-délinquant des activités illicites liées au narcotrafic. Et même si elle est plus ou moins bien armée pour faire face à ce fléau, elle est comme Ulysse dans la grotte de Scylla; comme Pierre, Paul et Jean, qui créent une société parfaite, basée sur le sens commun, mais que les sieurs et dames: Ananias et Safira, viendraient mettre à mal, en vendant à prix bradé, leur champ.

Juste pour signifier à la face du monde, que les hommes ne seront jamais à la hauteur de leur grands idéaux.

"Dis moi Themis"! Fille du vent et de la poussière; est tu sûre que ta balance ne soit pas truquée?

Dis moi encore Thémis, n'as-tu jamais eu l'intention de lever un coin du bandeau, qui t'entrave la vue? De regarder dessous? Es-tu bien sûr, que ta recette miracle, réponde à l'écho de la co¬responsabilité? N'a-t-elle pour fin que de peupler ce monde, où les Hommes qui se sont aliénés, ne sont que des ombres sur les murs de leur cages? "leurs produits à portée de main"!

Rien n'effacera jamais la trace d'une seringue sur un bras; ou de la blanche ligne, sur les murs de ce jardin, où ne poussent plus que des fleurs nécrosées. La seule issue possible, la seule voie de la guérison, c'est l'abstinence totale, je ne suis pas certain, pour ce faire, que la prison soit l'idéal des mondes.

Le dernier mot

Ne te retourne pas Orphée! Eurydice n'est plus que l'ombre de tes amours perdus; la morsure du serpent lui a rongé l'âme. Hadès est un menteur. Vois au loin la lumière poindre, elle est le reflet de ta dernière parole.

A qui vais-je accorder ces dernières lignes?

Aux multinationales pharmaceutiques; qui ont fait main basse sur la douleur chronique? Méfiez vous des psychiatres, qui vantent les mérites des opioïdes: en 1952, les frères Mortimer, et Raymond Sackler rachètent une petite entreprise pharmaceutique new-yorkaise. Et aujourd'hui, Purdue pèse quelques 35 milliards de dollars de chiffre d'affaires; à cause de la vente de l'oxycontin. Cependant que l'usage intensif d'antalgiques, tels que celui-ci, qui a provoqué une épidémie d'addiction, et a causé le décès de quelques 200 milles personnes, ses ventes ont chuté de 40%. Mais la réponse ne s'est pas faite attendre, et la stratégie commerciale de Purdue, consistait à sortir des frontières des états-unis, par l'entremise de filiales qui appartiennent au groupe: au moyen-Orient, en Asie, en Afrique, en Amerique-latine; où les connaissances des conséquences addictives font défaut. Toutes regroupées sous une même bannière, en formation de combat pour la domination des volontés: mundipharma. Toutes les stratégies de marketing sont valables, en allant même jusqu'à offrir des ristournes aux patients, qui veulent avoir recours aux antalgiques, pour vaincre leurs douleurs chroniques.

Le sieur Joseph Pergolizzi junior, médecin de son état, qui est une tête à plusieurs casquettes, a inventé une pommade anti¬douleur; mais il mène également une croisade sous le blason de Mudipharma; pour promouvoir l'oxycontin, et justifier l'usage des opioïdes.

Dixit donc, mister Pergolizzi à une conférence de Mudipharma, à Rio de Janeiro: les patients atteints de cancer, sont condamnés à une sentence de mort, de la douleur permanente. "C'est cela, c'est cela"! Tirez-vous une balle dans le pied; vous ne ressentirez plus votre migraine! Peut-on comparer l'incomparable? Comme si l'on pouvait faire l'insulte à un patient atteint d'un cancer, qui est à son stade terminal, d'associer son insurmontable douleur, à la douleur chronique d'un mal être? "Et le contraire est aussi vrai"! En tous cas, avec pareil discours, la "pauvre" richissime famille Sackler n'aura plus jamais à souffrir d'opiophobie.

A la déesse aux 100 bouches? Et à sa fable de l'arbre à tramadol? "Le pêcher d'Afrique"! -le nuclea latifolia-; le CNRS, en collaboration avec l'université de la ville de Buéa, du Cameroun, et de l'université de Grenoble, en ont isolé la molécule, a laquelle on confère des propriétés antidouleur, ils ont fait le constat, que celle -ci a la même structure que la morphine. En tout cas, dixit le neurobiologiste Michel De Waard. Dans la synthétisation du Tramadol "originel", il ne s'agit pas de morphine, mais de codéine, qui constitue l'un des 3 éléments de la liste des alcaloïdes, présents dans le pavot d'opium. "Eh oui, encore lui"! Bien qu'elles puissent avoir les mêmes caractéristiques, puisqu'elles ont la même origine. L'homme ne fabrique donc pas de morphine, puisqu'elle est; naturellement présente, et qu'elle est synthétisée de l'opium qui se présente sous la forme de latex, je le répété une dernière fois; juste pour le plaisir de la redondance. Les recherches portées sur la molécule curative de la douleur, du pêcher africain, ne disent rien sur une éventuelle addiction, or que; il est avéré que les dérivés du papaver somniferum sont addictifs. Selon moi, qui ne suis rien d'autre qu'un inconnu derrière une plume, j'ai l'intime conviction; que les conclusions tirées de ces recherches sont erronées, si l'on appelle le nuclea latifolia: l'arbre à tramadol. Le tramadol présent sur le marché, commercialisé sous différents noms, comme les: Nobligan, Tiparol, Topalgic, Tradolan, Tramai, Ultram, Ixprim; est un antalgique.

Un opioïde synthétisé par la firme allemande Grünenthal, en 1970, qui participe à la pandémie de l'addiction aux opioïdes. Quelles sont donc les bouches de la divine bavarde, qui ne disent pas la vérité? L'ignorance? La fin d'un brevet? La récupération d'un colossal marché du médicament de l'antidouleur? Ne voit-elle pas l'hécatombe autour d'elle? L'ignominie?

"Eh quoi"? Voudrait-elle faire croire, que la domination des opiacés, sur le mal-être à Lomé, ou ailleurs, sur le continent africain; est un problème typiquement africain? Allez donc dire ça aux fonctionnaires togolais, qui parce qu'ils sont sous-payés, doivent encore faire zemidjan (taxi moto), pour arrondir leur difficile fin de mois. Qui n'ont d'autres recours que le Tramadol, pour surmonter leur douleurs du dos. L'usure du travail est la même partout, l'appétit du gros qui ingurgite jusqu'à la dernière goutte de vie du maigre, n'a pas de frontière, le mal-être des petits, de ceux qui croulent sous la charge, qui n'ont que le juste pas assez pour survivre, est universel. Et à défaut de paix, de paix qui se nourrit du social; il lui reste cette illusion, ces quelques instants de répit fait d'opium, qu'accouchent ces monstres; que deviennent les aberrations de la nature des addictions, que ce joli petit monde des Purdue, Bayer, Sandoz et consor a créé.

En ces temps d'avril 2020, où j'écris ces dernières lignes, le monde est à genoux, il retient son souffle. Nous traversons une pandémie, qui a rendu la pandémie de l'addiction silencieuse; où, aux conséquences sanitaires, se sont mêlées des catastrophes économiques; et un contrôle social quasi dictatorial, qui a poussé à la servitude volontaire. Mais ma plus grande colère, à l'égard de cette crise, et des acteurs qui l'on gérée comme de faux dilettantes, a été motivée par le fait de voir mourir les uns après les autres, nos cheveux blancs. Alors, pour la soulager un peu, mes toutes dernières lignes vont à tous ceux et à toutes celles, à qui j'ouvre les portes de mon jardin, où poussent les rouges fleurs de mes espoirs.

Postface

Tout ce qui constitue ce reflet dans le miroir aux alouettes, je l'ai vécu dans ma chair et mes os, certaines choses de près, d'autres de plus où moins loin. J'ai perdu des êtres chers, j'ai vu des hommes de valeur se perdre sur les chemins de l'addiction. J'ai vécu ces crises qui m'ont marquées jusque dans mon fort intérieur. Aurais-je eu la force de les narrer sinon? Mais il a fallu que je structure mon propos. J'ai pour ce faire, cherché des supports didactiques, qui viennent l'étayer; comme l'enquête du Los Angeles Times, sur l'oxycontin, comme les organes de presse le point ou le parisien, qui relatent les affaires judiciaires d'Aubervilliers ou de l'affaire virus. Au cours de sa rédaction, je me suis fais un ami, cet ami s'appelle Google. Cette machine, comme un laboratoire, m'a permis de recouper mes informations encore et encore.

Table des matières

Toutes les sociétés développent les mœurs qui leurs sont propres; le paradoxe, c'est qu'elles font grandir en leur sein, des contre-courants, des identités, une contreculture, et elles portent les stigmates, de ce qui semble être des lendemains enchanteurs. De ceux-ci émergent des besoins, des envies de produits, qui, pour quelques instants, ouvrent les portes sur une dimension "méta"; qui donne la possibilité d'être Dieu, sur les voies bien pavées de l'enfer.